BEI GRIN MACHT SICH IHR WISSEN BEZAHLT

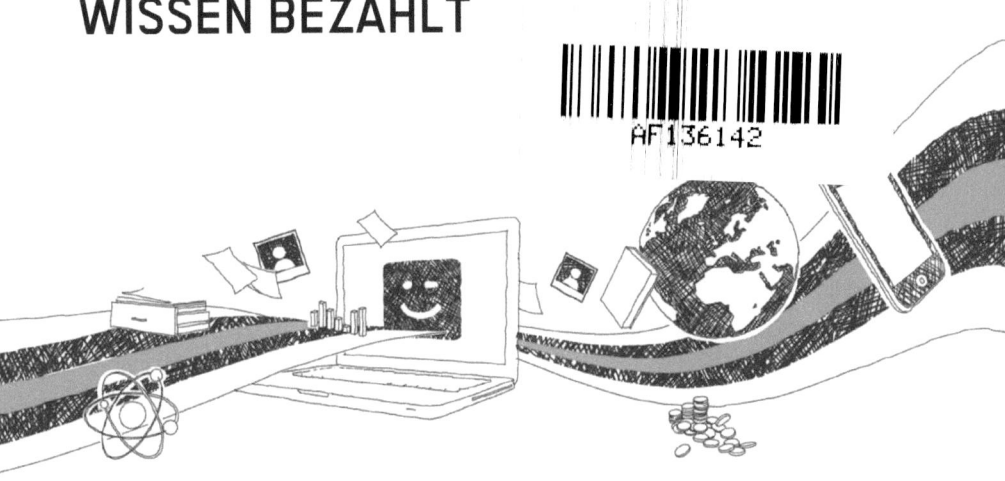

- Wir veröffentlichen Ihre Hausarbeit, Bachelor- und Masterarbeit

- Ihr eigenes eBook und Buch - weltweit in allen wichtigen Shops

- Verdienen Sie an jedem Verkauf

Jetzt bei www.GRIN.com hochladen und kostenlos publizieren

GRIN

Bibliografische Information der Deutschen Nationalbibliothek:

Die Deutsche Bibliothek verzeichnet diese Publikation in der Deutschen National-
bibliografie; detaillierte bibliografische Daten sind im Internet über http://dnb.d-
nb.de/ abrufbar.

Impressum:

Copyright © 2018 GRIN Verlag
Druck und Bindung: Books on Demand GmbH, Norderstedt Germany
ISBN: 9783346024626

Dieses Buch bei GRIN:

https://www.grin.com/document/498166

Anonym

Gesundheitsförderung und Gewaltprävention in Grundschulen

Förderung der psychosozialen Gesundheit und Arbeitsplatzsituation bei Schülern und Lehrern

GRIN Verlag

Deutsche Hochschule für
Prävention und Gesundheitsmanagement

Einsendeaufgabe

Fachmodul: Gesundheitsförderung und Prävention in Lebenswelten

Studiengang: Gesundheitsmanagement

Inhaltsverzeichnis

1. Analyse der Ausgangssituation

Nach dem Medizinischen Dienst des Spitzenverbandes Bund der Krankenkassen e.V. werden Settings als die „Lebenswelten der Menschen, zum Beispiel Kindergärten, Schulen, Stadtteile, Senioreneinrichtungen und Migrantentreffpunkte" definiert (Gesundheitsberichterstattung des Bundes, 2018).

Obwohl das Setting Schule, nicht primär verantwortlich für das Gesundheitsverhalten ist, lassen sich junge Heranwachsende jedoch sehr gut erreichen, um gesundheitliche Aufklärung für Gegenwart und Zukunft zu betreiben und somit deren Wissen, Einstellungen und Verhaltensweisen positiv zu beeinflussen.

1.1 Rahmenbedingungen

Tab. 1: Rahmenbedingungen der Schule (Eigendarstellung)

Rahmenbedingungen der Schule	
Name	Grundschule
Art/Branche	2-zügige Integrations-Grundschule mit sonderpädagogischem Förderbedarf
Standort	Rheinland-Pfalz
Gegebenheiten der Institution	– Spiel-und Bewegungsmöglichkeiten auf 2 miteinander verbundenen Schulhöfen – Insgesamt 15 Klassenräume in Alt-, und Neubau – 1 Turnhalle – 1 Musikraum – 1 Küche für Schüler (AGs) – 1 Ruheraum zum Entspannen für Schüler – Schuleigene Mensa – Klassenstufe 1-4 (je 2 Mal vertreten) – 8 Klassen mit 13-18 SchülerInnen
Arbeitszeiten Lehrer	Mo. - Fr.: 7:00 – 14:30Uhr
Schulzeiten Schüler	Mo. – Fr.: 7:45 – 13:30 Uhr Mo. – Fr.: 13:30 – 16:00 Uhr (Ganztagsschüler)
Soziale Rahmenbedingungen	– Ruhige Lage in ländlichem Wohngebiet – Halbtagsschule mit Möglichkeit zur Ganztagsschule – Tägliches, kostengünstiges Essensangebot in schuleigener Mensa – Aufnahme von Flüchtlingskindern, sozial benachteiligten,-sowie verhaltensauffälligen Kindern – Unterstützung der Schule durch Schulelternbeirat und Förderverein
Schulleitbilder	1. Gender/Umgang mit Heterogenität 2. Offenheit 3. Individuelle Förderung 4. Demokratie/Mitbestimmung 5. Schulsozialarbeit

1.2 Personengruppen im ausgewählten Setting

Tab. 2: Alle Personengruppen in der Schule unterteilt hinsichtlich Anzahl, Alter und Geschlecht (Eigendarstellung)

Personengruppe	Anzahl	Altersstruktur (in Jahren)	Geschlechterverhältnis	
			Frauen	Männer
LehrerInnen (plus Schulleiterin)	13	39-62	10	3
SchülerInnen	137	6-11	77	60
Pädagogisches Hilfspersonal	4	35 – 45	2	2
Nicht-Pädagogisches Hilfspersonal (Begleitpersonen, AG-LeiterInnen)	12	29-64	10	2
Hausmeister	1	60		1
Sekretärin	1	55	1	
FSJ-ler – Absolventen Freiwilliges-Soziales-Jahr	2	17 + 17	1	1

Die zwei ausgewählten Personengruppen sind LehrerInnen und Schüler. Die nachfolgende Tabelle beschreibt im Detail, deren aus dem Alltag resultierende Belastungsfaktoren verbunden mit den Einflüssen auf die Gesundheitssituation.

Tab. 3: Schwerpunkte der täglichen Belastungsfaktoren: Personengruppen Schüler und Lehrer (Eigendarstellung)

Belastungs-faktoren	Lehrer	Schüler
Organi-satorisch	- Zu wenige/kleine Räume für zu viele Schüler - Lehrplandruck - Schlechter Zustand der Schulmöbel - Schulklassen nicht „zeitgerecht" eingerichtet (fehlende EDV-Räume, digitale - Viele Migrationsschüler mit Anpassungsproblemen (Verhalten/Sprache) - Steigende Kluft zwischen Sozial- und Bildungsstatus der Kinder macht erschwert Unter-	- Volle Klassen = weniger Einzelaufmerksamkeit - Langer Schulweg (Bus)und damit verbundener Schlafmangel durch frühes Aufstehen - Nicht genügend Essensoptionen für verschiedene Ernährungsgruppen (Vegetarier, Veganer, Muslimische Essgewohnheiten etc.)

	reicht	
Physisch	Lärm - Hohe stimmliche Belastung - Einseitige Körperhaltung (Rü-cken-und Nackenschmerzen) - Physische Aggressivität der Schüler (eher selten)	- Laustärke - Mangel an materiellen Dingen - Bewegungsmangel. durch zu wenig Sportunterricht - Mangelnde Hygiene - Mangel-oder Fehlernährung
Psycho - Sozial	- Demütigung und Respektlo-sigkeit durch Schüler - Anwachsen auffälliger, hyper-aktiver Verhaltensweisen der Schüler - Kommunikationsschwierigkei-ten mit Flüchtlingskindern	- „Lächerlich machen", An-schreien, Ignorieren durch Leh-rer - Konflikte mit Mitschü-lern/Lehrern - Steigendes Aggressionspoten-tial der Schüler - Angst / Depression - Überforderung

Fazit:

Aus gesundheitlicher Sicht, kann man grundsätzlich sagen dass es auf allen Ebenen (organisatorisch, physisch, psycho-sozial) Raum für Verbesserungen gibt.

Jeder der aufgelisteten Belastungsfaktoren stellt grundsätzlich ein gewisses Risiko für die Gesundheitssituation von Lehrern als auch Schülern dar. Bezogen auf die Handlungsfelder der Gesetzlichen Krankenversicherung -Spitzenverbandes (2014), sticht vorwiegende das Handlungsfeld Stress heraus. Aus Konversationen mit einzelnen Lehrern wurde deutlich, dass die psycho-sozialen Alltagsbelastungen am schwerwiegendsten auf das Gemüt schlagen. Stress scheint allerding für beide Personengruppen viele unterschiedliche „Belastungsherde" zu haben, welche sich durch Anspannungen in anderen Settings (z.B. Familienkonflikt) verstärkt auf den Schulalltag auswirken können. Der hohe tägliche Stressfaktor und die körperliche Inaktivität können gemeinsame Ursachen sein, welche sich negativ auf das körperliche Wohlbefinden beider Gruppen auswirken (Schulze, Meyer & Langguth, 2011).

Aber auch die Felder Ernährung und Bewegung sind unter den physischen Belastungsfaktoren wiederzufinden. Ebenso ist Ernährung ein Handlungsfeld, welches durch das Setting „Familie" mitbeeinflusst wird. Vor allem in sozial schwachen Familien besteht hier ein großer Aufklärungsbedarf, da in hier vermehrt Kinder mit Übergewicht und Adipositas heranwachsen (Robert Koch Institut [RKI], & Bundeszentrale für gesundheitliche Aufklärung [BzgA], 2008a, S.42-43). Um diese zu reduzieren, wäre eine zeitintensive und detaillierte Aufklärung zur Umstrukturierung von dringender Notwendigkeit. Um aus gesundheitlicher Sicht eine Veränderung zu generieren, muss ein langwieriger Prozess stattfinden, welcher nachhaltig in das ausgewählte Setting verankert wird.

(Gesetzlich Krankenversicherung Spitzenverband [GKV], S.20). Dieser muss sowohl theoretisch als auch praxisnah ausgelegt sein.

1.3 Analyse gesundheitsbezogener Daten

Tab. 4: Analyse gesundheitsbezogener Daten

Datenlage	LehrerInnen	SchülerInnen
Aktuelle Gesundheits-situation	Die gesundheitlichen Belastungen durch körperliche und psychische Berufsanforderungen wirken belastende auf die Gesundheit der Lehrer ein. Drei Viertel aller Lehrer sind, laut Studienumfrage der DAK-Gesundheit (2016b), im vergangenen Jahr mindestens einmal krank zur Arbeit erschienen. Als Krankheitsauslöser dafür gelten häufig Stress, Lärm, fehlende Erholung sowie schwierige Schüler. Laut einer aktuellen Studie, die das Zentrum für Prävention und Sportmedizin der Technischen Universität München im Auftrag der DAK-Gesundheit durchgeführt hat, gaben vier von zehn Lehrern an, vor allem an Müdigkeit und Erschöpfung zu leiden. Jeder Zehnte leidet sogar an Bluthochdruck oder einem Tinnitus. Desweitern wird häufig über Nacken- und Rückenschmerzen geklagt. (34%-25%). Übergewicht ist ebenfalls ein Gesundheitsproblem und wurde bei jedem Fünften diagnostiziert. 17% haben Einschränkungen des Bewegungsapparates (DAK-Gesundheit, 2017). Die Hauptursachen für ein frühes Ausscheiden aus dem Lehrerberuf sind Depression oder Burn-out (Paulus, Schumacher & Sieland,	In den letzten 10 Jahren hat sich die gesundheitliche Situation der Grundschüler auf vielen Ebenen verschlechtert. Beim Thema Bewegung hat die Studie „Fit4future" herausgefunden, dass mittlerweile sechs von zehn Kindern bei der Einschulung keinen Purzelbaum schlagen können und 65% an Haltungsschwächen leiden (DAK-Gesundheit, 2016a). Laut einer Studie der Forsa-Analyse im Auftrag der DAK-Gesundheit „Gesundheitsfälle Schule" für die Krankenkasse DAK-Gesundheit (2016c) hat die Konzentrationsschwäche der Kinder um 54% zugenommen, Verhaltensauffälligkeiten sind um 45% gestiegen, motorische Defizite um 36% und psychosomatische Probleme um 27%, nur um einige zu nennen. Übergewicht ist ebenfalls zu einem großen Problem an Schulen geworden und hat um 60% zugenommen. Ein weiterer Negativfaktor ist die steigende Stressbelastung, ausgelöst durch die mediale Reizüberflutung, und der Erwartungsdruck der Eltern. In diesem Zusammenhang ist es nicht erstaunlich, dass die Zahl der Kinder mit Störungen sozial-emotionaler Entwicklungen kontinuierlich zunimmt. Aggressive-dissoziale Verhaltensmuster, Probleme mit Gleichaltrigen und motorische Unruhe sind nur drei der sichtbaren Auffälligkeiten. (RKI & BzgA, 2008b, S. 21-23).

	2014).	
Gesundheits-verhalten	Laut einer DAK-Studie (2016b) „Gesundheit der Lehrkräfte" gaben 77% der Lehrer an „aktiv" in ihrer Freizeit zu sein. 26% treiben einmal pro Woche Sport, mehr als 35% sogar mehrmals wöchentlich. Auch beim Thema Ernährung schneiden Lehrer ganz gut ab: 21,7% verzehren Obst mehrmals wöchentlich, 45,7% täglich und 28,8% mehrmals täglich.	Allgemein stufen laut ersten Ergebnissen der Welle 2 aus der Langzeitstudie zur Gesundheit von Kindern und Jugendlichen in Deutschland ([KiGGS], (2018), 94% der Eltern den allgemeinen Gesundheitszu-stand ihrer Kinder als gut bis sehr gut ein. Regelmäßig Sport, treiben 77,5% der Be-fragten 3-17Jährigen, wobei knapp 60% in einem Sportverein aktiv sind. Die WHO-Empfehlung von 60 minütiger körperlicher Aktivität pro Tag erreichen 27,5%. Auffällig ist, dass Kinder aus sozial schwächeren Familien weniger häufig Sport treiben. Das Ernährungsverhalten verändert sich dann, wenn das Kind bei nur einem Elternteil aufwächst. So wird im Vergleich weniger Obst-und Gemüse verzehrt, als bei Gleich-altrigen, die bei beiden Elternteilen leben (Lange, M. et al, 2014). Betrachtet man das mediale Verhalten von Kindern, so stellt sich heraus, dass das tägliche Fernsehen noch vor Freunde tref-fen der 6-13 Jährigen angesiedelt ist. 99% der 3-7 Jährigen haben bereits Zugang zur Nutzung des Fernsehens und 77% sitzen täglich vor der „Flimmerkiste" (Zentralinsti-tut für das Jugend- und Bildungsfernsehen, 2018). Bei meldepflichtigen Schulunfällen passie-ren bei den Grundschülern im Vergleich zu allem anderen Schulen, laut einer Statistik der DGuV aus 2016, die meisten Unfälle (2016 waren es 241.231). Die Art der meis-ten schulischen Unfälle waren Sport,- Pausen-und Unterrichtsunfälle.
Gesundheits-belastungen (Altersgrup-	Die Gesundheitsbelastungen für Lehrer können durch unterschiedli-che Faktoren hervorgerufen wer-	Die Gesundheitsbelastungen für Grund-schulkinder können von individuellen, wie auch gesellschaftlichen-sozialen Rahmen-

7

penspezi-fisch)	den. Über Psycho-soziale Belastungen durch Unterrichtsstörungen klagen knapp ein Viertel der Lehrer. Allgemeine Disziplinprobleme durch schwierige Schüler sind für 30% eine Last, sowie fehlende Erholungsphasen. Für 35% ist die Lärmbelastung ein Problem, welche zu gesundheitliche Einschränkung führen kann (DAK-Gesundheit, 2017).	bedingungen bestimmt sein (RKI, 2008c S.17). Vor allem für Kinder mit Migrationshintergrund (welche in dieser Schule mehrfach vorhanden sind) können die Belastung der Anpassungs-und Entwicklungsleistungen, sowie sprachliche Barrieren in dem komplexen Schulalltag eine belastende Lebenssituation darstellen. Des Weiteren beeinflussen Wohn-und Umweltbedingungen die Gesundheit der Kinder. So wirken sich das Familienklima und Erziehungsverhalten negativ auf ressourcenärmere Familien aus. Die Folgen dessen können emotionale Instabilität, Beeinträchtigung von kognitiven und sprachlichen Entwicklungen, schlechtere schulischer Leistungen und Verhaltensauffälligkeiten sein (RKI, 2008,S.17c). Ebenfalls erhöhen sich die gesundheitlichen Beeinträchtigungen, Unfallverletzungen und zahnmedizinische Probleme mit der sozialen Benachteiligung (Hundsalz, Klug & Schilling , 1995, S 31–46). Auch die individuellen psychischen Belastungsfaktoren des Schulalltages (z.B. Zeitdruck, Leistungsdruck) können sich je nach Schwierigkeitsgrad auf der körperlichen, geistigen oder emotionalen Ebene bemerkbar machen. Im Detail sind können die Auswirkungen wie folgt sein: Ermüdung, Anspannung, Monotoniezustände, Rückenschmerzen bis hin zu ernsthaften organbezogenen Krankheiten (Thüringer Schulportal, 2018).
Einfluss der Alltags-Arbeitssituation	Interne und externe Ressourcen sind laut DAK-Gesundheit (2016b) wichtig für die Beurteilung der Alltagssituation. Ein guter Umgang mit dem Kollegium sowie soziale Unterstützung wird von den meisten	Die Schule hat seit jeher einen starken Einfluss auf das Gesundheitsverhalten der Schüler- vor allem, seitdem sich die Schüler bis nachmittags dort aufhalten. Betrachtet man den Ernährungssektor, so werden mittlerweile nicht nur theoretische Kennt-

Lehrkräften als überwiegend gut bis sehr gute eingeschätzt (79%-77%); auch konstruktive Feedbacks werden als Befriedigend bewertet und gehören zu den externen Faktoren. Als Interne werden persönliche Ressourcen, wie die eigene Ausgeglichenheit und die Stressmanagementfähigkeit beurteilt, welche bei den meisten Lehren mit befriedigend bewertet wird.	nisse und Fähigkeiten vermittelt, sondern es wird auch praktisch auf das Wissen der Schüler Einfluss genommen. So haben viele Schulen mittlerweile Schulküchen in welchen die Schüler aktiv am Kochen teilnehmen können. Auch zum Mittagessen bieten die Mehrheit der Kantinen mittlerweile unterschiedlich Gerichte, spezifisch ausgerichtet für religiöse Gruppen (Muslime) und Essgewohnheiten (Vegetarier) an. Auch der regelmäßige Schulsport hat einen wichtigen Einfluss, da dieser auf verschiedenen Ebenen die Gesundheit der Schüler begünstigt. Fähigkeiten wie Toleranz, Teamgeist, Fairness, Mitverantwortung und Leistungsbereitschaft werden hier vermittelt (Deutscher Sportbund, 2005).

1.4 Ableitung von Handlungsschwerpunkten

<u>SCHÜLERINNEN</u>

<u>1. Förderung gesundheitswirksamer körperlicher Aktivität im schulischen Alltag</u>

Für die gesundheitliche Entwicklung der Kinder und Jugendlichen ist die körperliche Aktivität von höchster Bedeutung (RKI, 2008, S.63).

Laut der Nationalen Empfehlung für Bewegung und Bewegungsförderung 2016 wird für Grundschulkinder im Alter von 6 bis 11 Jahren „eine tägliche Bewegungszeit von 90 Minuten" empfohlen, wovon 60 Minuten mindestens durch 12000 Schritte pro Tag abgedeckt werden können (Pfeifer & Rütten, 2016, S.25).

Jedoch erfüllt nur eine Minderheit die Empfehlung von einer Stunde Sport pro Tag. Gründe hierfür können die verstärkte Nutzung digitaler Medien im Sitzen, die Ersetzung der Fußwegzeit durch das Auto als Transportmittel, das mangelnde Sportschulangebot sowie das Verschwinden von Sportvereinen, sein (Dietrich, 2001, S. 42-43).

Um die Auswirkungen von körperlicher Inaktivität, wie z.B. Verhaltensauffälligkeiten, emotionale Probleme, Hyperaktivität oder Übergewicht zu reduzieren, muss der Schulalltag aktiver gestaltet werden (Hölling, Erhard, Ravens-Sieberer et al., 2007).

Studien belegen, dass Kinder mit einer, durch ausreichende körperliche Aktivität erzielten, guten Körperkoordination sich besser konzentrieren können und somit leistungsfähiger sind (Graf et al., 2006).

Auch in der genannten Schule haben sich die negativen Verhaltensänderungen der Schüler in den letzten Jahren verstärkt bemerkbar gemacht und benötigen dringend Interventionsbedarf.

2. Stärkung und Förderung zur psychosozialen Gesundheit bei SchülerInnen im Hinblick auf Gewaltprävention

Die genannte Integrationsschule stellt sich vielen Herausforderungen auf Seiten der Integration, dem Sozialverhalten, sowie dem respektvollen Umgang miteinander. Für viele Schüler wird der Schulalltag immer stressiger, vor allem bedingt durch den immer größer werdenden sozialen, wie auch intellektuellen Druck. Deshalb müssen die pädagogischen Kompetenzen und das Verständnis für Mitschüler, mit Perspektive auf die Gesundheitsförderung untereinander, gestärkt werden. Dies kann zum Beispiel in Form einer Schüler-Streitschlichtergruppe erfolgen.

Die Stärkung der psychosozialen Kompetenzen bezieht sich auf die inneren, wie auch äußeren Anforderungen bei persönlichen sowie sozialen Konflikten. (Schönenberger, et al. 2006, S.5) Eine Verbesserung im respektvollen Umgang untereinander wird angestrebt im Hinblick auf ein besseres Verständnis füreinander und hierfür wird auf sozialer Ebene ein Handlungsschwerpunkt gesetzt.

LEHRERINNEN

1. Verbesserung und Förderung der psycho-sozialen Arbeitsplatzsituation

Die gesundheitliche Belastung der Lehrer ist vor allem auf die psycho-sozialen Gegebenheiten zurückzuführen, welche auf den Arbeitsplatzsituation zurückzuführen sind. Eine Entlastung der LehrerInnen z.B. in Form von kleineren Klassengrößen oder verfügbaren Schulpsychologen wären hier potenzielle Maßnahmen. Ebenfalls Stressreduktion durch mehr Ruhe bei der Arbeit wäre ein weiterer Ansatzpunkt. Hier wäre ein persönlicher Arbeitsplatz als Rückzugsort und mehr Kontinuität durch Reduktion ständiger Reformen positiv.

2. Verbesserung und Förderung des Gesundheitsverhaltens der LehrerInnen in Alltag und Freizeit

Immer mehr LehrerInnen haben physische Beschwerden, bedingt durch ihren Beruf So sind Probleme des Muskel-Skelett-Apparates ein weit verbreitetes Problem unter den LehrerInnen, deswegen wäre ein Angebot von Rückenschulen sehr wichtig. (DAK-Gesundheit, 2016b). Auch berufsunspezifische Maßnahmen wie körperliches Training in der Freizeit, gemeinsame Kochkurse oder Rauchentwöhnungsseminare wären positiv Handlungsansätze.Spezifische Belastungen im Bereich der Stimme können durch Stimmtraining verbessert werden.

Das Setting „Schule" kann, in Bezug auf die Gesundheitsförderung, Grundschüler auf mehreren Ebenen positiv beeinflussen und deren Lebensqualität erheblich verbessern. Die Schule erreicht zu nahezu 100% ihrer Zielgruppe, da Schulpflicht in Deutschland besteht, wovon vor allem sozial benachteiligte Schüler profitieren. Daneben ist auch die Wahrscheinlichkeit erhöht Eltern und Geschwister zu erreichen. Die Steigerung der körperlichen Aktivität im Schulalltag, schafft einen besseren Ausgleich zum sitzenden Schulleben und kann die Konzentrationsfördernd wirken. Des Weiteren werden durch gezielte Bewegungseinheiten die motorischen Fähigkeiten der Kinder geschult. Ebenfalls knüpfen die Kinder durch Sport soziale Kontakte, erlernen Teamgeist aber auch mit Niederlagen umzugehen. Bewegung verbunden mit gesunden Ernährungsvorgaben und einem regelmäßigen Ernährungsverhalten beeinflusst ebenfalls Körper und Psyche positiv.

Auch für Lehrer kann das Setting „Schule" gesundheitliche Vorteile mit sich bringen. Da Lehrer häufig an psycho-sozialen Belastungen leiden, ist eine psychologische Betreuung oder Sozialberatung zur Konfliktlösungsstrategien von höchster Wichtigkeit und kann vor Ort implementiert werden, um die LehrerInnen zu unterstützen. Aber auch im Hinblick auf die Stressbewältigung wären Entspannungskurse ein großes Plus, um das Wohlbefinden von Lehrkräften zu stärken. Die langen Erholungsphasen durch die Schulferien sind, im Vergleich zu anderen Berufen ebenfalls ein positiver Aspekt des Lehrerberufes.

2 Projekt zur Gesundheitsförderung im gewählten Setting

2.1 Ausgewählte Personengruppe für das Projekt

Die Zielgruppe der Schüler sind Dritt-und Viertklässler, Mädchen wie auch Jungen. Hintergrund dessen ist, dass das Verständnis sowie Bewusstsein für Diversitäten besser vorhanden ist und somit die Zielgruppe explizierter erreicht. Ein weiterer positiver Aspekt für die Auswahl älterer Kinder ist, dass diese bereits ein gewisses Selbstbewusstsein aufgebaut haben und sich somit sicherer fühlen in der Vermittlung eines respektvollen Umgangs miteinander sowie bei der Intervention in Problemsituationen.

Aber auch qualifizierte LehrerInnen, welche vorher an Sozialkompetenz- und Streitschlichter Seminaren für SchülerInnen teilgenommen haben, müssen mit eingebunden werden. Diese agieren als direkte Vorbilder im Sinne von Wertevermittlern mit Problemlösungswegen. Sie setzten die Rahmenbedingungen des Projektes. Des Weiteren sollte eine soziale Unterstützung, wenn nötig, seitens des Rektors, des Schulleitung und der Sekretärin aber auch des Hausmeisters sowie der Kantinenhilfe, zur Verfügung stehen. Auch außerhalb der Schule wäre es von Vorteil, wenn die Eltern, insbesondere die Elternvertretung über die Kernideen der Aktion informiert werden und gegebenenfalls unterstützend agieren.

2.2 Handlungsschwerpunktthema des Projektes

<u>Projekt zur Verbesserung des psycho-sozialen Umgangs der Schüler und Schülerinnen untereinander – Verringerung des Aggressionsverhaltens der Schüler in Form von Streitschlichtergruppen</u>

Generell zielt das Projekt auf die Verbesserung der psycho-sozialen Verhältnisse von Grundschülern untereinander ab, um das Gewalterscheinen zu reduzieren.

Konkret soll durch die Implementierung einer Streitschlichtergruppe der Umgang mit Konflikten erlernt, das Aggressionspotential somit verringert und das Schulklima folglich verbessert werden. Die Schüler der Integrationsschule müssen sich gerade durch die Zunahme der Vielfalt unterschiedlich vorhandener Nationen in der Grundschule zu Recht finden. Mit Herausforderungen, vor allem im Hinblick auf differenzierte Werte, Ziele, Überzeugungen durch sozial oder kulturell bedingte Hintergründe muss gerechnet werden. Aber auch die Sprache ist oft eine Hürde. Somit ist es elementar, ein fried- und respektvolles Zusammenleben, sowie gegenseitiges Verständnis der Schüler für einander zu schaffen und zu sichern.

Ein weiterer Faktor, welcher zur psycho-sozialen Ausbildung der Kinderpersönlichkeit beiträgt, ist das Elternhaus. Leider wird immer weniger auf die immaterielle Werteverrmittlung (Respekt, Höflichkeit, Rücksicht gegenüber seinen Mitmenschen) eingegangen, was dazu führt, dass Kinder steigend weniger Vertrauen in sich und ihre Umwelt haben und ihnen folglich eine Orientierung fehlt. Das Resultat ist meistens Aggressivität und macht sich vor allem im Schulalltag bemerkbar. Um den Kindern jedoch andere Wege aufzuzeigen, wie man mit Konfliktsituationen umgehen kann, ist eine Streitschlichtergruppe ein guter Anfang für die Entwicklung der eigenen Persönlichkeit und des Charakters. Die Stabilisierung und Stärkung der Gesamtpersönlichkeit ist hierbei elementar.

Durchführung des Projektes:

Die ausgebildeten Lehrer vermitteln der Gruppe von ausgewählten Dritt-und Viertklässlern in drei Schulseminaren (jeweils 2 Schulstunden) zu Beginn des Schuljahres die wichtigsten Regeln sowie Aufgaben eines Streitschlichters. Elementar ist das setzten von gezielten Rahmenvereinbarungen, welche für jeden Schüler gleichermaßen zählen. Das regelmäßige, praktische Einüben (alle 3 Monate) dieser Vorgaben ist wichtig, damit sich die Kinder ein routinemäßiges, sinngemäßes Verhalten in Konfliktsituationen aneignen und Wissen, welche Ressourcen ihnen zu Verfügung stehen. Das bedeutet, dass die Streitschlichtergruppe in der Lage ist, friedvoll zu intervenieren, sollte es zu Streitrein einzelner Schüler kommen.

2.3 Ausgangssituation und Problemstellung im Setting

Die Ausgangsituation der Schule beinhaltet einige Herausforderungen. Die wachsende Komplexität, Vielfalt und Verschiedenartigkeit prägt immer mehr den Schulalltag der Grundschüler. Konflikte unter den Schülern sind mittlerweile alltäglich und resultieren oft in verbalen Beleidigungen, gefolgt von kleinen Handgreiflichkeiten, bis hin zu Prügeleien. Aus Beobachtungen geht hervor, dass vermehrt Kinder mit Defiziten in der deutschen Sprache (unabhängig davon, ob Flüchtling oder Zugezogen) im Mittelpunkt dieser Rangeleien stehen und generell Gewaltbereiter sind (Information aus Interview mit der Schulleitung). Grund hierfür könnte sein, dass Ihnen eine Bezugsperson fehlt, an welche Sie sich in schwierigen Situationen wenden und anvertrauen können. In der Regel dauert es 6-12Moante bis sich ein Kind eingelebt hat (Information aus Gespräch mit Schulleiterin), aber gerade in dieser Anfangszeit muss man intervenieren und den Kindern das Gefühl von Sicherheit vermitteln. Und am besten geht das durch Gleichaltrige.

Aber auch der Erwartungs-und Leistungsdruck von außen, erzeugt einen erheblichen Stressfaktor bei den Schülern. Die Abnahme des Selbstwertgefühls, durch die fehlende elterliche Erziehung, sowie der eigenen Körperwahrnehmung sorgen ebenfalls für Probleme. Somit ist der psycho-soziale Stress enorm groß und wirkt sich negativ auf die Verhaltensweisen der Grundschulkinder aus.

2.4 Zielsetzung für das Projekt

Tab. 5: Drei messbare Hauptziele des Projektes

Ziel	Zielindikator	Erhebungsmethode	Instrumente
Reduktion der Streitigkeiten	Vermehrter respektvoller Umgang	Beobachtung durch die Lehrer	Beobachtung
Stressreduktion	Ruhigere Verhaltensweisen der Schüler in Konfliktsituationen	Beobachtung durch Lehrer	Einordnung in Stress-Skala
Verbesserung des eigenen Wohlbefindens	Reduktion der Fehltage	Interne Fehltagsliste der Schüler	Krankenscheine

Für Schüler ist die Schule nicht nur ein Lernumfeld, sondern mittlerweile auch zu einem Lebensumfeld geworden (Ganztagsschule), welches eine wichtige Vorbildfunktion im Alltag einnimmt.

Das erste und wichtigste Ziel ist die Reduktion der Streitigkeiten der Kinder untereinander. Gewaltfreie Kommunikation durch den aktiven und konstruktiven Umgang in Konfliktsituationen ist elementar. Toleranz und Respekt sind die die Grundwerte dieser Verhaltensänderung, welche wiederum das Selbstwertgefühl, sowie das Vertrauen in die eigenen Fähigkeiten stärkt.

Resultierend aus der gewaltfreien Schule ist die Stressreduktion. Die Schüler müssen morgens nicht mehr mit Bauchschmerzen zur Schule kommen, weil Sie Angst vor verbalen oder körperlichen Attacken haben und können sich an vertrauensvolle Streitschlichter ihres Alters wenden. Somit wird ebenfalls das eigene Wohlbefinden verbessert. Positiv gestimmte Kinder sind aufnahmefähiger für den Schulalltag und können sich besser auf das Wesentliche konzentrieren. Des Weiteren können neue Freundschaften entstehen indem die Kinder durch das gestärkte Bewusstsein, Gemeinsamkeiten untereinander finden.

3 Recherche Modellprojekt

Tab. 6: Modellprojekt „Fit uns stark fürs Leben"

Evaluationsbericht „Fit und stark fürs Leben"	
Titel des Modellprojektes	Fit und stark fürs Leben
Projektlaufzeit	Seit Mai 1997, kein Ende geplant
Initiatoren/durchführende Institutionen	Grundschule Magdeburg
Ausgangssituation	In den letzten Jahrzehnten kommt es vermehrte zur Gewalt-oder gar Kriminalität bei Kindern, (Drogen-und Alkoholkonsum bei Jugendlichen). Deswegen wird die Persönlichkeits-und Gewaltförderung ein immer größerer Aufgabenbereich in Schulen. Das Projekt wurde für Klassenstufe 1-8 von PsychologInnen und PädagogInnen aus Schleswig-Holstein, Mecklenburg-Vorpommern und Dänemark, entwickelt. Allen Kindern soll die Möglichkeit gegeben werden, Grundlagen der sozialen Kompetenz zu erwerben, eigenverantwortlich zu handeln, Entscheidungen selbstbestimmt vertreten zu können sowie eigene Stärken zu entdecken und diese entsprechend zu nutzen. Seit 1997 setzt die Grundschule dieses Projekt für die Klassenstufe 1-4 um. Unterrichtsstunden wurden modifiziert, dass individuell gestaltete Unterrichtsstunden die Persönlichkeitsentwicklung der SchülerInnen fördern mit Fokus auf die Eigenständigkeit, Gesundheit sowie das Selbstbewusstsein. Notwendige Rahmenbedingungen in Form von Projektstrukturen, Projektkoordinatoren, Projektteams und Arbeitsgruppen werden implementiert.
Ziele	Persönlichkeits-und Gesundheitsförderung in den Bereichen Gewalt, Aggression, Stress und Sucht • Frühzeitige Prävention im Hinblick auf das Aggressionsverhalten • Selbstbewusster Umgang mit körperlichen Signalen: Persönlichkeitsentwicklung • Aufbau von Selbstbewusstsein und Vertrauen in eigene Fähigkeiten • Erlernen Gruppenzwang zu wiederstehen und gegebenenfalls „NEIN" zu sagen • Einüben der eigenen Meinungsbildung und diese auch zu vertreten • Stärkung des Selbstwertgefühls der Kinder zur
Methoden bzw. Projektaufbau und –Ablauf	Das Projekt kann prinzipiell vom Kindergarten bis Klassenstufe 8 statt, wobei ein Einsteigen ab der 3. Klassenstufe möglich ist. Ab der Grundschule wird das Projekt mit jeweils 20 Unterrichtseinheiten durchgeführt. Die Schule führt das Projekt während der Klassenstufen 1-4 durch. Zur spielerischen Vermittlung von vor allem sozialen Kompetenzen, wurde eine Figur namens „Igor-Igor" implementiert. Diese führt durch die Unterrichtsstunden in

15

	verbaler als auch non-verbaler Form. Zum Beispiel werden durch Rollenspiele, Sachverhalte kindgerecht erläutert. Grundinhalte Klasse 1-4: • Erlernen des kritischen Auseinandersetzten mit problematischen Situationen • Bessere Körperwahrnehmung durch tägliche Entspannungstechniken um mit negativen Emotionen besser umzugehen • Mut zur Kommunikation wird vermittelt Das gesamte Kollegium muss sich mit der Grundidee des Konzeptes identifizieren. Lehrer bekommen viel Freiraum bei der sinnvollen Gestaltung des Unterrichtes. Methoden: • Entspannungsübungen. Lieder, Fantasiereisen, Rollenspiele, Spiele zur Körperwahrnehmung
Projektevaluation / Ergebnisse	Seit Beginn der Umsetzung hat sich das Lehren und Lernen grundlegend verändert. Aktivitäten und Traditionen sind rings um das Programm entstanden, welche die Schule als einen Wohlfühlort, aber auch zu einer leistungsorientierten Bildungseinrichtung gemacht haben. Die Nachhaltigkeit des Programmes hat sich vor allem bemerkbar gemacht in: - vorausschauend denken, - weltoffen und für neue Perspektiven zugänglich sein, - interdisziplinär denken und agieren, - Empathie, Engagement und Solidarität zeigen, - sich und andere motivieren und - individuelle und kulturelle Leitbilder reflektieren Dafür wurden mit der Einrichtung eines Gesundheitsstudios, eines Entspannungsraumes und eines Kochstübchens auch entsprechende Veränderungen in der Ausstattung der Grundschule vorgenommen.
Schlussfolgerung auf die Praxis	Es muss differenziert betrachtet werden, dass nicht alle Kinder durch das reine Vermitteln und Üben von Sozialkompetenzen sofort ihre eigene Meinung ausdrücken können und in heiklen Situationen in der Lage sind „Nein„ zu sagen. Allerdings ist dieses Programm ein guter Anfang, bei welchen man sich untereinander besser kennenlernt und eine friedlichere Umgangsweise vermittelt bekommt. Wie die Ergebnisse, bezogen auf die Nachhaltigkeit des Projektes zeigen, ist es vor allem Wirksam in Hinblick auf die psycho-sozialen Kompetenzen der Kinder.
Genutzte Literaturquellen	Kooperationsverbund GESUNDHEITLICHE CHANCENGLEICHHEIT. (2008). Fit und stark fürs Leben. Zugriff am 20.06.2018. Verfügbar unter: https://www.gesundheitliche-chancengleichheit.de/good-practice/fit-und-stark-fuers-leben/

Zur Umsetzung im Setting „Schule", bezogen auf die Altersklasse 6-11 Jahre, ist dieses Projekt sehr gut geeignet.

Gerade in unserer heutigen Zeit, in welcher die Familie doch häufiger in den Hintergrund rückt, was Erziehungsfragen angeht und immer weniger Einfluss auf die Persönlichkeitsentwicklung des Kinders nimmt (egal ob zeitlich bedingt oder durch Unwissenheit) ist eine frühzeitige Prävention von Aggression, sowie explizite Persönlichkeitsförderung als sehr sinnvoll zu betrachten. Elementar und sehr gut umgesetzt in diesem Projekt sind vor allem die gesetzten, festen Projektstrukturen mit Ansprechpartnern, welche den Schülern vorgegeben sind.

Die Kinder befinden sich in einem wissbegierigen und aufnahmefähigen Alter. Sie brauchen feste Regeln und Strukturen für die Vermittlung von Sozialkompetenzen.

Die animierte Durchführung dessen, auf eine spielerische Art und Weise, ist perfekt für das Erlernen gezielter Verhaltensweisen. Die eingesetzte Figur „Igor-Igor" nimmt eine Vorbildfunktion für die Schüler ein, welche in diesem Alter notwendig ist. Stimmungen und Gefühle sind somit leichter erklärbar für die Schüler und geben ihnen der Möglichkeit ihren eigenen Gemütszustand einfach zu erklären, oder vorzuspielen. Des Weiteren kann man so auch die Sinnhaftigkeit von Regeln besser vermitteln.

Ein weiterer positiver Aspekt ist, dass sich dieses Projekt durch alle Klassenstufen der Grundschule bis in die weiterführende Schule hindurchzieht und unterschiedliche Schwerpunkte gemäß der Altersstruktur. Somit ist das Projekt ausbaufähig und das Verhalten sowie die Entwicklung der Kinder kann weiter beobachtet werden.

Der einzige kritisch zu betrachtende Punkt ist die anfängliche Implementierung in ein schon fest bestehendes Schulsystem. Es bedarf einer enormen guten und vor allem motivierten Lehrergemeinschaft, basierend auf Vertrauen und Einstimmigkeit, um das eigene Schulkonzept zu ändern.

Abschließend kann man sagen, dass gerade weil das Setting „Schule" einen so großen Einfluss auf Schüler aller sozialer Schichten hat, welche unterschiedliche Lebenshintergründe haben, es wichtig ist, ihnen gesundheitsförderliche Lebensweisen beizubringen um ihre alltäglichen Herausforderungen friedlicher zu meistern. Dies führt zu einer gesünderen Lebensweise, körperlich wie auch mental.

4 Literaturverzeichnis

DAK-Gesundheit. (2016a). *Fit-4-future*. Zugriff am 16.06.18. Verfügbar unter: https://www.fit-4-future.de/de

DAK-Gesundheit. (2016b). *Gesundheit der Lehrkräfte. Befragung der Lehrkräfte der fit4future-Schulen bei Projektbeginn.* [elektronische Quelle]. München: Cleven Stiftung

DAK-Gesundheit. (2016c). *Immer mehr Grundschüler haben Gesundheitsprobleme.* Zugriff am 13.06.2018. Verfügbar unter: https://www.dak.de/dak/bundes-themen/gesundheitsfalle-schule-fit4future-1798958.html

DAK-Gesundheit. (2017). *40 Prozent der Grundschullehrer sind müde und erschöpft. DAK-Studie: Lärm, fehlende Erholung und schwierige Schüler belasten Lehrkräfte.* Zugriff am 13.06.2018. Verfügbar unter: https://www.dak.de/dak/bundes-themen/40-prozent-der-grundschullehrer-sind-muede-und-erschoepft-1921452.html

Deutsche Gesetzliche Unfallversicherung Spitzenverband. (2016). *Schulunfälle nach Art der schulischen Veranstaltung 2016.* Zugriff am 13.06.18. Verfügbar unter: https://www.dguv.de/de/zahlen-fakten/schuelerunfallgeschehen/nach-veranstaltung/index.jsp

Deutscher Sportbund. (2005). Die Bedeutung des Schulsports für lebenslanges Sporttreiben. [elektronische Quelle]. Karlsruhe: Deutscher Sportbund.

Dietrich, K. (2001). *Die Vertreibung der Kinder aus dem Stadtbild.* Spiel und Bewegungsräume im Leben der Stadt: Sozial- und erziehungswissenschaftliche Untersuchungen und Projekte. Butzbach-Griedel: Afra-Verlag.

Gesetzliche Krankenversicherung Spitzenverband. (Hrsg.). (2014). *Leitfaden Prävention. Handlungsfelder und Kriterien des GKV-Spitzenverbandes zur Umsetzung der §§20 und 20a SGB V. vom 21.Juni 2000 in der Fassung vom 10.Dezember 2014.* Zugriff am 13.06. 2018. Verfügbar unter https://www.gkvspitzenverband.de/krankenversicherung/praevention_selbsthilfe_ber atung/praevention_und_bgf/leitfaden_praevention/leitfaden_praevention.jsp

Gesundheitsberichterstattung des Bundes. (2018). *Setting* . Zugriff am 13.06.2018. Verfügbar unter: http://www.gbe-bund.de/glossar/Setting.html

Graf, C, Dordel, S., Koch, B. & Predel, H.-G. (2006). Bewegungsmangel und Übergewicht bei Kindern und Jugendlichen. *Deutsche Zeitschrift für Sportmedizin.* 57 (9). S.220.

Hoelling, H., Erhart, M., Ravens-Sieberer, U. & Schlack, R. (2007). Verhaltensauffälligkeiten bei Kindern und Jugendlichen. Ergebnisse des Kinder- und Jugendgesundheitssurveys (KiGGS). *Bundesgesundheitsblatt–Gesundheitsforsch–* Gesundheitsschutz 5 (6), S. 784-792.

Hundsalz, A., Klug, H.-P. & Schilling, H. (1995). Beratung für Jugendliche. Lebenswelten, Problemfelder, Beratungskonzepte. München: Beltz, Juventa, S. 31–46.

Kooperationsverbund GESUNDHEITLICHE CHANCENGLEICHHEIT. (2008). Fit und stark fürs Leben. Zugriff am 20.06.2018. Verfügbar unter: https://www.gesundheitliche-chancengleichheit.de/good-practice/fit-und-stark-fuers-leben/

Lange, M., Butschalowsky, H.-G., Jentsch, F., Schaffrath Rosario, A., Schlaud, M. et al. (2014, Juni). Studie zur Gesundheit von Kindern und Jugendlichen in Deutschland; Wichtige Ergebnisse der ersten Folgebefragung (KiGGS Welle 1). *Bundesgesundheitsblatt,(57).* S.747- 759.

Paulus, P., Schumacher, L., Sieland, B., Burrows, E., Rupprecht, S. & Schwarzenberg, K. (2014). *Evaluationsbericht „Gemeinsam gesunde Schule entwickeln"*(Eine Initiative der DAK-Gesundheit – Januar 2014). Lüneburg: Leuphana Universität Lüneburg.

Pfeifer, K. & Rütten, A. (2016). *Nationale Empfehlungen für Bewegung und Bewegungsförderung*. (S.25). Erlangen-Nürnberg: Friedrich-Alexander-Universität Erlangen-Nürnberg.

Robert Koch Institut. (2008). Gesundheitsberichterstattung des Bundes. Lebensphasenspezifische *Gesundheit von Kindern und Jugendlichen in Deutschland. Ergebnisse des Nationalen Kinder-und Jugendgesundheitssurveys (KiGGS)* (S. 17). Berlin: Robert Koch Institut.

Robert Koch Institut & Bundeszentrale für gesundheitliche Aufklärung. (2008a). *Erkennen-Bewerten-Handeln: Zur Gesundheit von Kindern und Jugendlichen in Deutschland.* Berlin und Köln: Robert Koch Institut.

Robert Koch Institut & Bundeszentrale für gesundheitliche Aufklärung. (2008b). *Gesundheit und Krankheit.. Psychische Auffälligkeiten.* (S.63). Berlin und Köln: Robert Koch Institut.

Robert Koch Institut & Bundeszentrale für gesundheitliche Aufklärung. (2008c). *Gesundheit und Verhalten. Körperlich-sportliche Aktivität..* (S. 21-23). Berlin und Köln: Robert Koch Institut.

Robert Koch Institute. (2018). Die allgemeine Gesundheit von Kindern und Jugendlichen-Querschnittsergebnisse aus KiGGS Welle 2 und Trends. *Journal of Health Monitoring, 1/2018,* 8.

Schönenberger , M., Schmid, H., Fäh, B., Bodenmann ,G., Lattmann, U-P., Cina, A. et al. (2006). *„Eltern und Schule stärken Kinder" (ESSKI).* (Projektbericht). Nordwest-Schweiz: Hochschule für soziale Arbeit.

Schulze, K.-H., Meyer, A. & Langguth, N. (2011). *Körperliche Aktivität und psychische Gesundheit.. Verbreitung: Ergebnisse aus RKI-Studien.* Berlin: Robert Koch Institut.

Thüringer Schulportal. (2018). *Belastungsfaktoren und mögliche Folgen.* Zugriff am 15.06.2018. Verfügbar unter: https://www.schulportal-thueringen.de/lehrergesundheit/belastungsfaktoren

Zentralinstitut für das Jugend- und Bildungsfernsehen (IZI). *Grunddaten Kinder und Medien* 2018. Zugriff am 13.06.2018. Verfügbar unter: (http://www.br-online.de/jugend/izi/deutsch/Grunddaten_Kinder_u_Medien.pdf

5 Abbildungs-und Tabellenverzeichnis

5.1 Tabellenverzeichnis

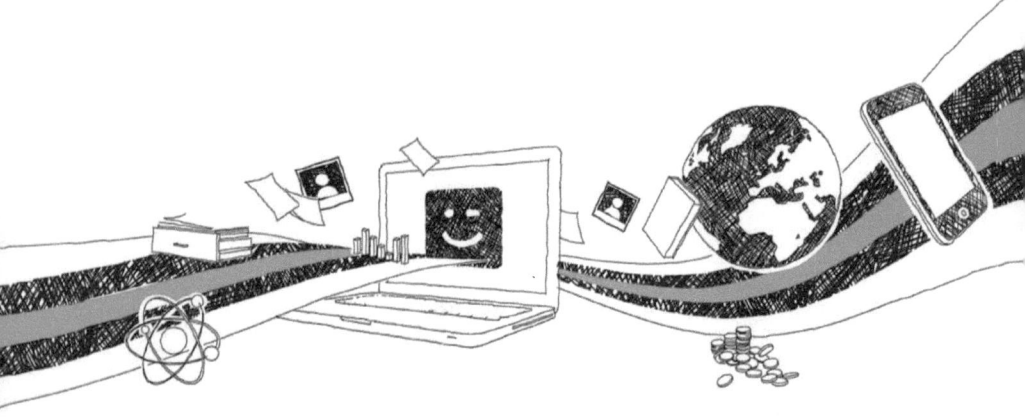
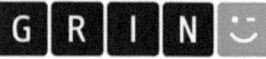